18 Exercices universels

Edition : Books on Demand, 12/14 rond-point des Champs Elysées, 75008 Paris
Imprimé par Books on Demand GmbH, Allemagne
ISBN : 9782810619658
Dépôt légal : mai 2011

Marie-Jeanne Laffez
Jean-Pierre Laffez

18
Exercices universels

Nous remercions chaleureusement:

Valérie Kerhir,
malheureusement partie trop tôt,
pour ses photographies;

Patrick Nicole,
pour avoir accepté de servir
de modèle;

Jacques Le Ribault
pour la réalisation de la maquette
et ses précieux conseils;

les nombreux amis et élèves qui
nous font confiance.

Des mêmes auteurs

Parus aux éditions Cariscript :
- L'Énergie des couleurs. *Des couleurs fondamentales à l'arc-en-ciel et aux mandalas.* 2007.
- Les premiers pas vers un Yoga au quotidien, *du stress à la joie de vivre.* 2000.
- Du mal de dos à la posture de Yoga. 1996.
- De la couleur à la lumière. De la lumière à l'Énergie. *18 fiches d'entraînement à évoquer les couleurs dans une pratique du Yoga de l'Énergie.* 1992.
- Du stress à la joie de vivre avec le Yoga. 1991 *(épuisé).*

Édité par Shanti, Cercle de Yoga d'Orbec :
- Vocabulaire du Yoga de l'Énergie, avec la participation de É.-Cl. Thiercelin, R. Chaloin, B. Tatzky. 2000.

Site internet : www.yoga-energie.org

SOMMAIRE

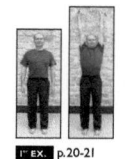

1° EX. p. 20-21

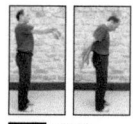
2° EX. p. 22-23

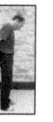
3° EX. p. 24-25

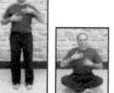
4° EX. p. 26-27

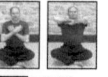
5° EX. p. 28-29

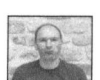
6° EX. p. 30-31

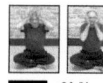
7° EX. p. 32-33

8° EX. p. 34-35

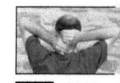

16° EX. p. 50-51

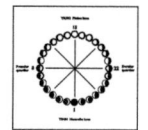
16° EX. 1-24
p. 52-53

16° EX. 2-24
p. 54-55

16° EX. 3-24 p. 56-57

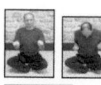
16° EX. 4-24
p. 58-59

16° EX. 5-24
p. 60-61

16° EX. 6-24
p. 62-63

16° EX. 7-24
p. 64-65

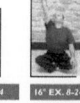
16° EX. 8-24
p. 66-67

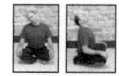
16° EX. 15-24 p. 80-81

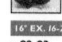
16° EX. 16-24
p. 82-83

16° EX. 17-24
p. 84-85

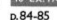
16° EX. 18-24 p. 86-87

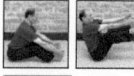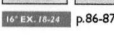
16° EX. 19-24 p. 88-89

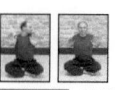
16° EX. 20-24
p. 90-91

16° EX. 21-24 p. 92-93

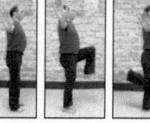

LA SÉRIE DE CES **18** EXERCICES UNIVERSELS est d'origine sino-tibétaine. Destinée à éveiller le corps, elle est accessible à tous. Basée sur le rythme lunaire, elle doit être complétée par le respect des règles d'hygiène de vie, alimentation, activité modérée agrémentée de périodes de repos, en tenant compte des multiples rythmes auxquels nous sommes soumis : rythmes circadien (journalier), circanien (annuel), saisonnier, sans oublier celui des « Âges de la vie »...

Préventive, elle harmonise et favorise la circulation de l'énergie, indispensable à la santé du corps et de l'esprit. Pour qui est adepte du yoga, cette série est compatible avec sa pratique ; elle est alors exécutée avant la séance habituelle. Elle conduit vers une assise propice à la méditation.

Cet enchaînement peut aussi suffire comme pratique seule ; il se poursuit alors par un temps d'assise.

Apparemment simplistes ces exercices amènent un mieux-être à condition d'être pratiqués régulièrement.

Nous conseillons de « prendre le temps » de lire chaque description, puis de mettre progressivement en pratique, en respectant l'ordre indiqué. Il ne sert à rien de faire ces exercices machinalement ; l'attention et la concentration doivent y être présentes en permanence. Le recours à un enseignant qui saura communiquer, de vive voix, ce qui ne peut l'être autrement, est gage de réussite.

 9° EX. p.36-37 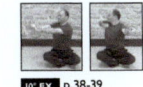 10° EX. p.38-39 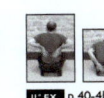 11° EX. p.40-41 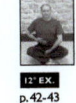 12° EX. p.42-43 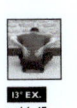 13° EX. p.44-45  14° EX. p.46-47 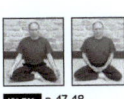 15° EX. p.47-48

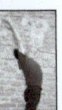 16° EX. 9-24 p.68-69 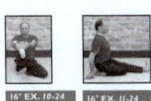 16° EX. 10-24 p.70-71  16° EX. 11-24 p.72-73 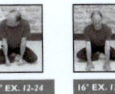  16° EX. 12-24 p.74-75 16° EX. 13-24 p.76-77 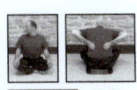 16° EX. 14-24 p.78-79

Nous n'avons pas ajouté de texte sur la physiologie énergétique étudiée par ailleurs dans de très nombreux ouvrages (bibliographie en fin de volume).

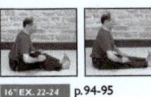 16° EX. 22-24 p.94-95 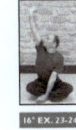 16° EX. 23-24 p.96-97 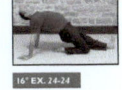 16° EX. 24-24 p.98-99 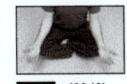 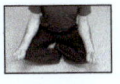 17° EX. p.100-101 18° EX. p.106-107

Une origine

L'ensemble de ces exercices nous a été proposé par un Chinois, émigré de Canton, rencontré un peu par hasard dans les années 70, et livré tout d'un bloc avec une technique de massage que nous avons appelée de son nom « massage Hin-Hoa ».

Nous avions déjà étudié certains exercices, notamment ceux du « Kung-fu », auprès des Dr Jean-Jacques Laubry et André de Sambucy. Dans deux des nombreux ouvrages de ce dernier, Jean-Jacques Laubry décrit l'ensemble des exercices de *kung-fu*. Sa description tient compte des polarités *yin* et *yang* et des effets thérapeutiques de chaque exercice. Nous avons pratiqué également auprès d'autres enseignants.

Certains de ces mêmes exercices sont publiés dans de nombreux ouvrages taoïstes :

Henri Maspero en parle dans « Le taoïsme et les religions chinoises », Kim Tawn, dans « Les exercices secrets des moines taoïstes », et Roland Habersetzer dans « Chi-Kung » également.

Ces deux derniers ouvrages nous ont aidé à mettre un peu d'ordre dans ce qui nous avait été enseigné.

Dans l'ouvrage « Temple secret du Dalaï Lama » écrit par Ian Baker et Thomas Laird, on constate que certains exercices figurent en fresque sur les murs de ce temple.

L'application, notamment des techniques respiratoires, et du geste conscient, nous a été enseignée oralement. Elle ne figure pas dans les ouvrages précités.

Nous ne donnons pas d'indications médicales. D'un point de vue occidental, elles sont pour le moins curieuses. D'un point de vue énergétique, elles ont un sens. L'analyse biomécanique, physiologique, énergétique, démontre cependant l'intérêt de cette série. Comme toujours, c'est au travers de la pratique mesurée et régulière que l'on découvre l'intérêt de ces disciplines.

La pratique de la série est préventive. Elle assure une harmonisation de la circulation de l'énergie, favorable à la santé du corps et de l'esprit. Elle conduit vers une assise, prémices à la méditation.

Nous décrirons quelques principes s'appliquant à l'ensemble des exercices. Plusieurs possibilités de respiration sont proposées, ainsi que d'éventuelles contractions musculaires isométriques.

Insistons sur la respiration, car c'est le point le plus important. Recommandons, dès maintenant, l'importance de ne **jamais bloquer le souffle**.

Nous proposons une série adaptable et accessible à tous. Elle tient compte du rythme des saisons et des mouvements de la lune. Elle se complète par une règle d'alimentation simple.

Le grand principe de toutes les disciplines venues de l'Orient est de considérer l'individu comme un tout. Il ne s'agit donc pas d'une simple gymnastique hygiénique, bien que cet aspect soit réel, mais d'une discipline prenant en compte l'ensemble de l'individu, du plan le plus physique au plan le plus subtil, notamment par la préparation à la méditation. La méditation ou plus simplement « l'assise silencieuse », ne doit pas effrayer l'Occidental, elle n'a rien de mystique ni aucune exigence de croyance. Il s'agit de se poser et de rester le corps et le mental immobiles. Cela s'apprend !

Tous les auteurs cités sont répertoriés en bibliographie, en fin d'ouvrage

Quand et où pratiquer
Orientation dans l'espace

La pratique de cette série vise à mettre en harmonie les mouvements d'énergie du corps et les échanges d'énergie avec l'environnement et le cosmos. Un certain nombre de règles et de principes sont nécessaires.

1°) L'idéal est de pratiquer au lever du soleil ou juste avant

À ce moment l'énergie prend de la vigueur, elle est en pleine montée du yang. Cet horaire peut être une difficulté. Nous conseillons alors de respecter si possible l'habitude de pratiquer toujours à la même heure. L'important est d'abord de pratiquer.

2°) Tenir compte du rythme saisonnier de l'énergie

Celui-ci résulte du mouvement de rotation de l'axe de la terre par rapport au soleil. Les exercices en tiennent compte, ils sont complétés par des exercices respiratoires. Ils respectent les 5 mouvements de l'énergie. Ce rythme annuel s'applique dans toute la vie : rythme de l'alimentation, de l'ensoleillement, du repos et du travail.

3°) Les phases de la lune

Le 16e exercice tient compte des mouvements de la lune. Ces mouvements varient environ tous les 14 ou 15 jours, soit le temps d'une demi-lunaison.

4°) L'orientation dans l'espace

L'orientation par rapport aux point cardinaux est recommandée. Le corps est face à l'Est, ou au Nord. Les 1er et 2e mouvements peuvent se faire dans les 4 directions. En cas de manque de temps, il faut se limiter à l'orientation Est pour l'ensemble.

5°) Clé d'utilisation

Respecter l'ordre des mouvements ; il s'appuie sur une logique, et un raisonnement « énergétique ».

Respiration et gestes

1°) La respiration doit être : consciente, réflexe, non dirigée

• Consciente, elle est un support d'attention. Elle est le véhicule de l'énergie. On sent sa propre respiration se faire, sans l'interpréter, sans la modifier, seulement dans le ressenti.

• Réflexe, ceci veut dire sans agir sur son rythme.

• Non dirigée, la respiration est une fonction involontaire, elle est alors sous le contrôle du système nerveux végétatif. Elle peut être dirigée, dans une certaine limite. Elle est alors sous le contrôle du système nerveux cérébro-spinal.

Son rythme naturel, en état de veille, est ainsi observé : 3 unités de temps pour l'inspiration, 2 de suspension, 5 pour l'expiration et 3 de suspension.

La respiration est le premier moyen dont dispose notre organisme pour accorder et harmoniser notre énergie. Tantôt elle sera plus marquée dans une narine ou l'autre, tantôt plus ressentie vers la pointe du nez ou la base des narines, etc. Son rythme lui-même s'adapte et se modifie, plus long dans l'inspir, ou plus long dans l'expir, suivant des espaces de temps plus ou moins courts, ou longs, avec ou sans temps d'apnée…

Lors de modification du champ de conscience, et d'état d'hypo vigilance, la respiration devient plus réduite. Ceci explique le recours à une respiration profonde, insistant sur l'expiration, pour détendre le diaphragme et mettre en mouvement l'énergie dans l'ensemble du corps, ainsi que la pratique de respirations purifiantes pour reventiler l'organisme.

2°) Les respirations purifiantes

Dans ce type de respirations, l'inspiration est allongée au maximum suivant un rythme de 5, et l'expiration est raccourcie, rapide, la bouche ouverte, «comme pour faire de la buée sur une vitre», suivant un rythme de 3. C'est une inversion du rythme dont nous venons de parler plus haut. Ces respirations sont décrites en détail plus loin.

3°) Geste conscient

C'est un geste pendant lequel on reste témoin de chaque sensation du corps, ou de chaque partie du corps mobilisée (par exemple le bras). Utiliser le regard intérieur «comme si l'on était dans le bras». Ne pas interpréter le ressenti, s'abandonner dedans, tout en restant conscient de manière à cultiver petit à petit le «lâcher prise» qui devient naturel, dans le mouvement comme dans l'immobilité.

4°) Geste conscient + souffle

Le geste conscient est dirigé par le souffle. C'est le mouvement de la respiration qui commande le geste et non l'inverse comme dans le sport. Le sport nécessite une ventilation accélérée de l'organisme qui est indispensable au maintien de l'homéostasie. Les exercices proposés ici ne nécessitent pas cet échange.

5°) Regard intérieur

Nous le définissons de cette manière : suivant notre exemple précédent, «comme si vous regardiez dans votre bras». Au cours de ces pratiques, il est indispensable de le solliciter en permanence. Il est le véhicule de l'énergie. Il faut s'entraîner à le mobiliser dans le respect du rythme de la respiration.

6°) Différentes respirations

Elles sont décrites au fur et à mesure des pratiques.

Proposons trois étapes pour travailler la respiration :

a) Se mettre en état de détente complète : physique, mentale, émotionnelle.

b) Devenir attentif à une respiration non commandée. L'attention est ensuite placée, pour les hommes vers l'espace du bas-ventre, lieu énergétique de Svâdhisthâna-chakra; pour les femmes vers l'espace du cœur au milieu de la poitrine lieu énergétique de Anâhata-chakra.

c) Déplacer l'énergie suivant des trajets précis, incluant bras et jambes.

7°) Les contractions musculaires

Le muscle, organe vivant, est indispensable à la vie de relation. Il est excitable, contractile, élastique, fatigable.

Il existe trois sortes de contractions:

- concentrique, le muscle se raccourcit et rapproche ses insertions;
- excentrique, le muscle freine le mouvement;
- isométrique ou statique, le muscle est contracté mais sans provoquer de mouvement; ce mode de contraction favorise la tonicité, il fait intervenir de nombreux muscles d'une manière antagoniste.

Pour la plupart des 18 exercices ces contractions isométriques sont indiquées. Il faut progressivement contracter les muscles de l'ensemble du corps, en commençant par les muscles du périnée.

Avec l'entraînement la contraction deviendra intense. Elle se fait toujours sur les temps d'expiration et de vide de souffle, jamais en suspension poumons pleins. La détente musculaire se fait progressivement avec l'inspiration.

8 °) Divers

D'une façon générale, sauf précision, le regard intérieur est à la fois dans l'ambiance interne, c'est-à-dire dans l'ensemble du corps, et dans la zone du bas-ventre, lieu énergétique de svâdhisthâna-chakra, (zone du « foyer inférieur », lieu de transformation et d'élimination de l'énergie et de l'aliment, qu'il soit physique ou subtil).

Le regard intérieur est l'utilisation du sens de la vue, sans tenir compte des yeux; une image fait comprendre: « comme si l'on regardait » par exemple dans le bras restant réceptif aux sensations.

18 Exercices universels

(la pratique)

Relier ciel et terre

Nous donnons une description linéaire de chaque exercice.
Dans la pratique, les 18 exercices s'enchaînent.

Debout.

Le corps droit, les pieds écartés de la largeur des hanches.
À l'inspiration, lever les bras par l'avant jusque dans le prolongement du corps.
Progressivement, en expirant, fermer les poings en pratiquant une contraction isométrique complète du corps, commençant au périnée.
Après une rétention confortable, inspirer en détendant les muscles.
Avec une expiration purifiante, laisser retomber les bras ; le corps se met également en détente.

> *La respiration purifiante consiste à expulser brièvement l'air, bouche ouverte.*

Répéter au minimum de 3 fois à 18 fois.

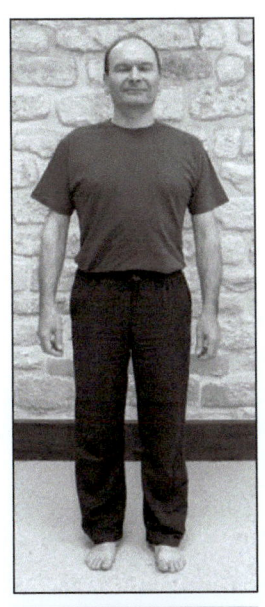

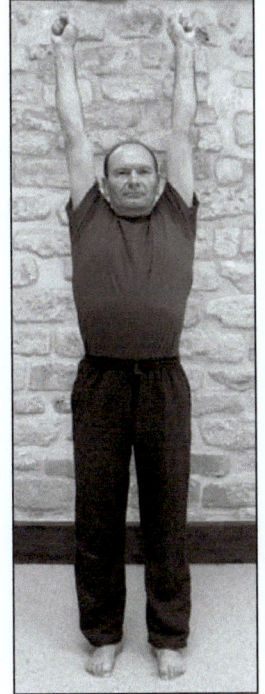

L'ancrage à la terre

Les 2ᵉ et 3ᵉ exercices ont une action préventive pour toutes les affections. Certaines écoles les indiquent à titre curatif.

Debout.

Les pieds sont écartés de la largeur des hanches, comme pour le 1ᵉʳ exercice avec lequel il s'enchaîne.

Accrocher le sol fortement avec les orteils, creuser la voûte plantaire : notamment dans sa partie antérieure.

Rester la pensée fixée sur le 1ᵉʳ point du méridien du rein, situé au milieu de la voûte plantaire antérieure.

Effectuer une contraction isométrique du plancher pelvien, l'étendre à tout le bas du corps, des pieds jusqu'à la zone abdominale située au-dessous de l'ombilic. La contraction de cette moitié basse du corps est maintenue pendant tout l'exercice.

Le corps est droit, les yeux dirigés en avant, à l'horizontale.

Sur l'inspiration, élever lentement les bras par l'avant, jusqu'à l'horizontale, utiliser un minimum de contraction musculaire. Les mains doivent tomber, les poignets sont détendus.

Redescendre avec l'expiration par le trajet inverse, aller jusqu'en arrière du corps, en laissant les épaules s'enrouler. En fin de mouvement, les poignets restent détendus, les mains tombent.

Le mouvement se poursuit le haut du corps le plus détendu possible, en respectant le souffle, sans relâcher l'attention.

Il est recommandé de répéter, encore et encore… De 18 à 108 fois…

> RÉSUMÉ
> *Pratiquer une contraction isométrique intense du bas du corps, depuis l'ombilic, jusqu'aux pieds. Commencer par les muscles pelviens.*
> *Le haut du corps est le plus détendu possible. Le mouvement des bras est synchronisé avec le souffle, en ne faisant intervenir que les muscles nécessaires.*

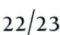

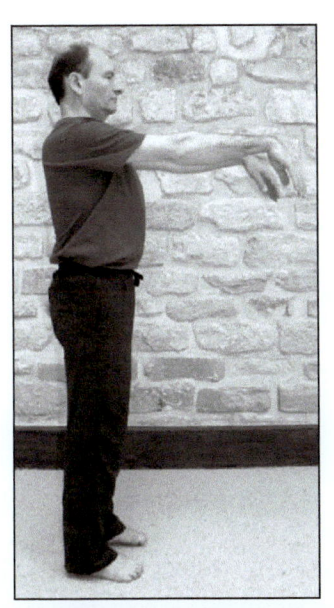

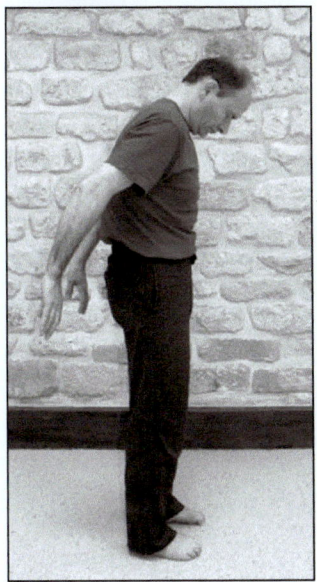

Stimuler le thymus

Comme tous les autres, cet exercice s'enchaîne avec le précédent et le suivant.

Debout ou assis.

Les yeux fermés, laisser le souffle se calmer, rester présent à ce souffle, s'installer dans son rythme, fixer la pensée en arrière du sternum.
Les bouts des doigts, sauf les pouces, sont posés sur le haut du sternum, les uns en face des autres, sans se toucher.
Masser en décrivant des petits cercles avec les bouts des doigts, en descendant sur le sternum puis en remontant, sans interruption.

Faire 18 allers-retours.

Classiquement, il est indiqué de faire jusqu'à 108 petits cercles pour un aller-retour et 108 en inversant le sens des cercles.
Une autre façon consiste à monter avec une main, pendant que l'autre descend, tout en frictionnant avec le bout des doigts.

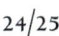

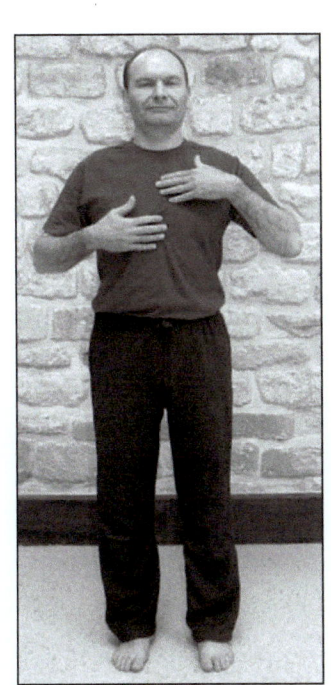

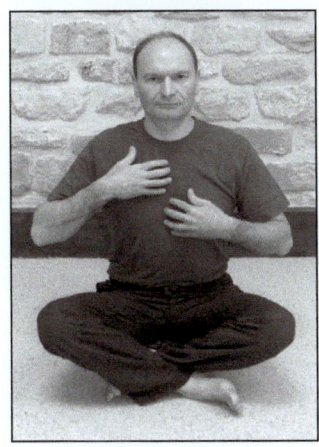

Respiration purifiante

Assis.

Les avant-bras croisés, les bouts des doigts sont pointés juste en dessous des clavicules. Points d'émergences de l'énergie *yin* se dirigeant vers les mains au travers des bras.

Inspirer lentement, suivant un rythme qui serait de 5 temps, en levant les coudes.

Bouche ouverte comme pour faire de la buée, expirer rapidement en 3 temps, tout en fouettant 3 fois le thorax avec les 2 avant-bras. Les doigts restent au même endroit.

Répéter 3 fois et enchaîner avec le 5ᵉ exercice.

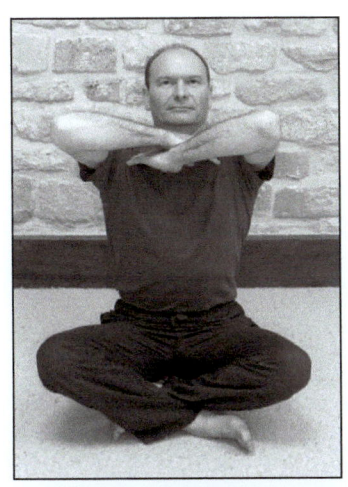

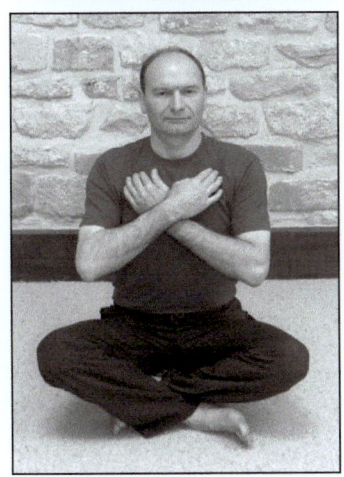

Rouler la langue et avaler la salive

Assis.

Les mains détendues sont posées sur les cuisses, ou encore les genoux. La bouche étant fermée, effectuer 36 mouvements de circumduction de la langue à l'intérieur de la bouche, dans un sens et ensuite 36 dans l'autre.

Puis avaler la salive d'une manière énergique, en 3 bouchées, «comme pour avaler un produit amer».

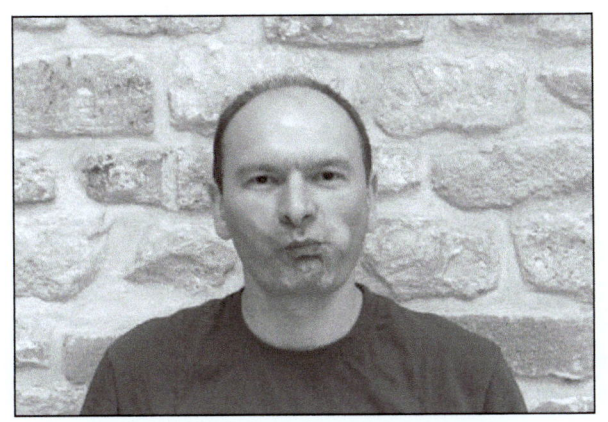

Masser le visage

Frotter énergiquement les paumes des mains l'une contre l'autre pour y produire de la chaleur. Reprendre ces frottements chaque fois que c'est nécessaire.

Assis.

Appliquer les mains chaudes sur chaque zone signalée, puis agir avec l'éminence thénar (côté pouce) de chaque main. Aller de la zone signalée vers chaque oreille, en direction du conduit auditif. Masser 3 fois. Depuis :
– le milieu du front ;
– les yeux ;
– les joues ;
– le nez, de chaque côté ;
– la bouche ;
– le menton ;
– l'avant du cou ;
– la nuque ;
– les oreilles.

Il peut être intéressant d'ajouter à ces massages un « yoga des yeux ».

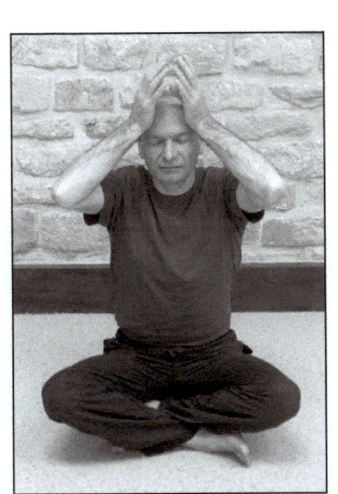

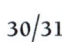

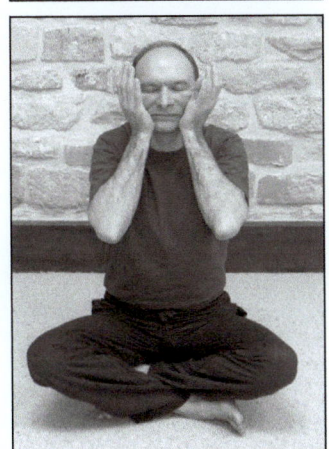

Battre le tambour céleste

Assis.

Boucher les oreilles avec les paumes des mains posées en coque.
Les doigts sont posés sur l'occiput, dirigés les uns vers les autres.
Appuyer chaque index sur le médius correspondant, faire glisser chaque index pour qu'il percute à chaque fois l'occiput.

Faire 18 fois, sans interruption, les oreilles restant obstruées pendant toute la durée.

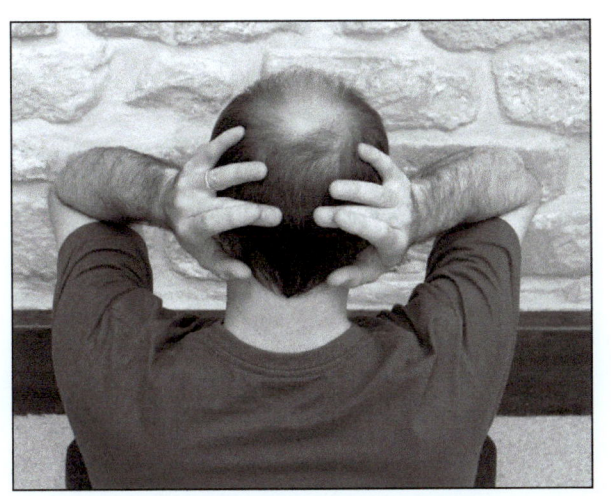

Pétrir le cou

Assis.

Avec les deux mains, pétrir le cou et sa masse musculaire depuis la base du crâne, jusqu'à la naissance du thorax, le plus bas possible.

Pratiquer 18 allers-retours des deux mains.

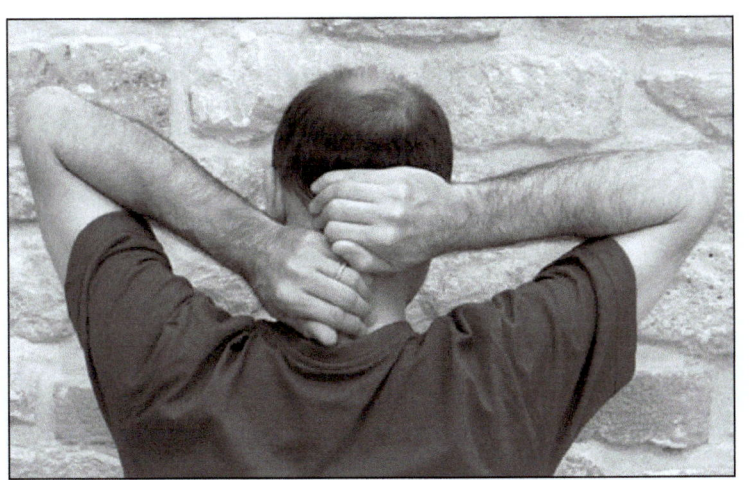

Torsion du thorax

Assis.

Le dos droit, les mains, posées sur les muscles deltoïdes, empaument les épaules opposées.

À l'expiration effectuer une rotation du tronc à droite, revenir à l'inspiration.

À l'expiration continuer à gauche, revenir à l'inspiration et reprendre.

Répéter 3 fois.

Nota : *La tête suit le mouvement du thorax. Faire pivoter la ligne des épaules sans forcer le mouvement de la tête ce qui engagerait une pseudo flexion du thorax.*

Après un temps de pratique et d'entraînement, le corps étant dans la torsion, effectuer une contraction isométrique de l'ensemble de la musculature.

Cette contraction est faite sur un temps de suspension vide du souffle, elle commence par une contraction du périnée, elle est ensuite étendue à l'ensemble du corps. La décontraction est faite avec l'inspiration.

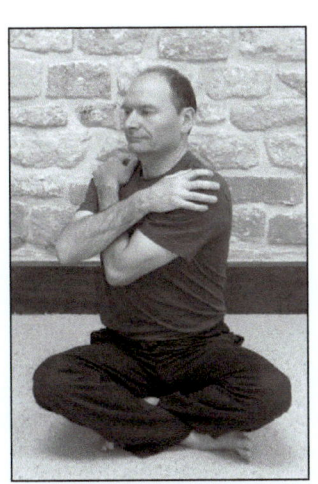

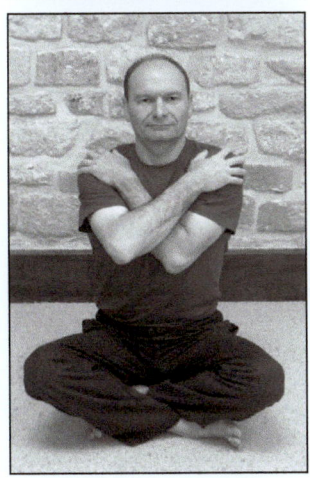

Bander l'arc

Assis.

Les jambes croisées, le buste est droit.
Tendre les 2 bras en avant, parallèles, les poings fermés, les index pointés vers le ciel.
À l'expiration tourner à droite en laissant les bras solidaires du tronc.
Les yeux fixent l'index droit.
Sur le temps de vide, ramener en avant le bras gauche et la main droite vers l'épaule droite, index replié, puis faire une contraction musculaire isométrique commençant par les muscles du périnée, pour s'étendre à tout le corps.
Avec l'inspiration, amorcer la détente musculaire, en revenant au centre les bras tendus en avant.
Enchaîner avec l'autre côté.

Répéter 3 fois.

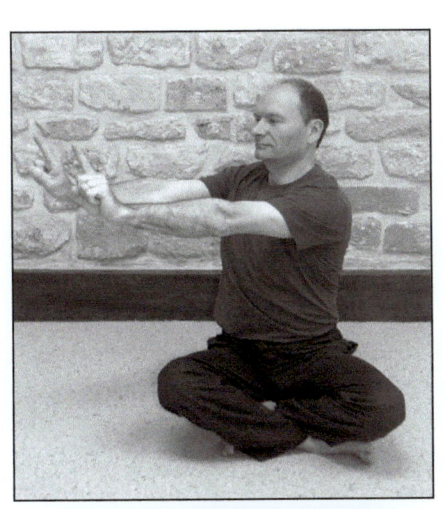

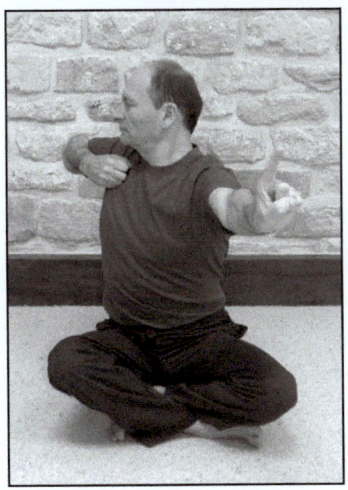

Masser la colonne vertébrale lombaire

Assis.

Réchauffer les paumes des mains en les frottant énergiquement.
Masser vigoureusement 18 fois la colonne lombaire, de la ceinture au coccyx.

Synchroniser avec le souffle : descendre les mains à l'expiration, remonter à l'inspiration, les mains sont toujours en contact avec le corps. « L'action de masser » se fait à la descente.

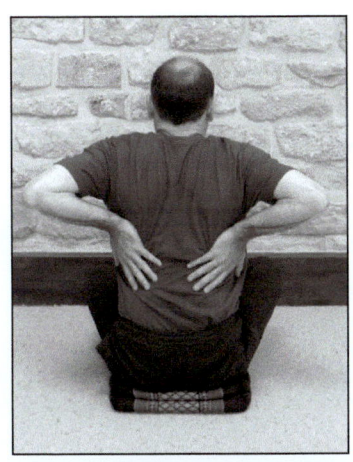

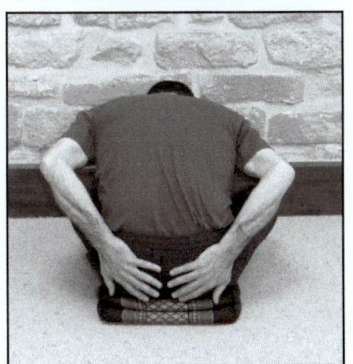

Plexus solaire

Assis.

Glisser la paume de la main gauche contre la zone génitale. Avec la main droite masser l'abdomen en effectuant 18 cercles autour de l'ombilic, en sens *inverse* du péristaltisme, c'est-à-dire depuis la gauche, en haut, puis à droite et en bas.

Inverser ensuite les mains et avec la main gauche masser en faisant, dans le sens du péristaltisme, 18 cercles autour de l'ombilic

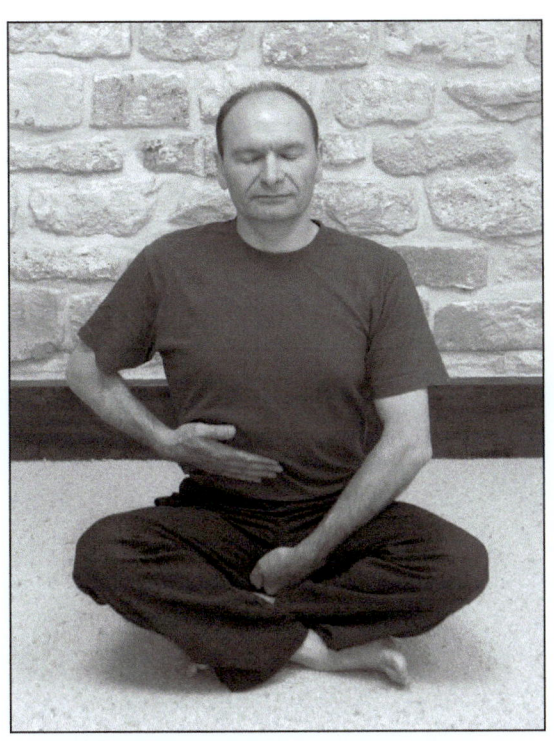

Stimuler les surrénales

Assis.

Réchauffer les mains en les frottant énergiquement.

Appliquer les mains sur la zone correspondant aux glandes surrénales, c'est-à-dire sur les côtes flottantes, en arrière du corps et masser vigoureusement 18 fois.

Synchroniser avec le souffle : masser en descendant les mains pendant l'expiration, et remonter à l'inspiration. Le trajet des mains reste cependant réduit à quelques centimètres.

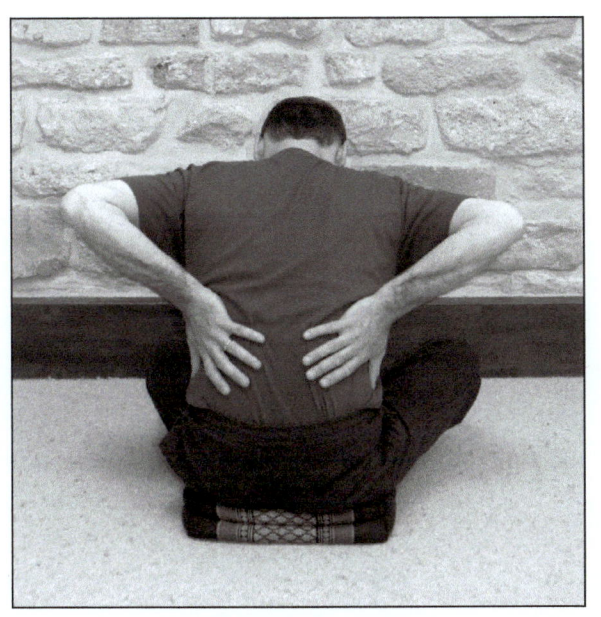

Masser le point 1 du méridien Rein
«La source jaillissante»

Assis.

Tenir le pied gauche avec la main gauche.

Avec le pouce de la main droite, masser le point 1 du méridien du rein appelé « Source Jaillissante », situé au milieu de l'avant-pied.

Agir :

1°) en dispersant l'énergie, c'est-à-dire en tournant 18 fois en sens inverse des aiguilles d'une montre ;

2°) en tonifiant, c'est-à-dire en tournant 18 fois dans le sens des aiguilles.

Refaire en inversant pieds et mains.

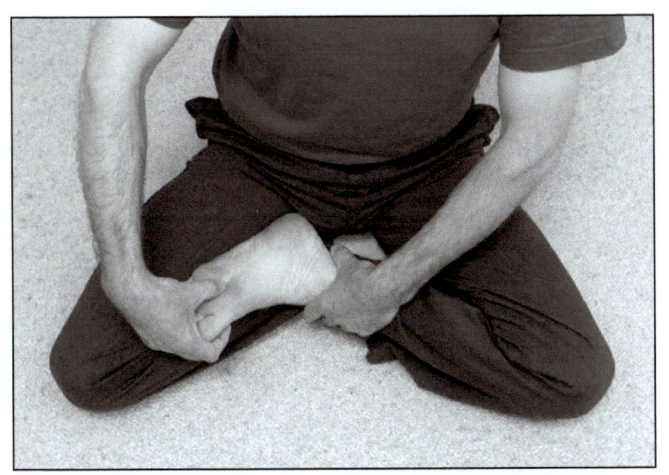

Harmonisation des 2 merveilleux vaisseaux

Assis.

À l'inspiration, prendre l'énergie solaire aux Sources, et l'amener à Mûlâdhâra-chakra, centre d'énergie situé entre anus et pubis.

À l'expiration, faire remonter l'énergie dans le Vaisseau Gouverneur, c'est-à-dire le long d'une ligne médiane située immédiatement sous la peau, montant en arrière du corps depuis Mûlâdhâra-chakra, contournant la tête et redescendant en avant du visage jusqu'à la lèvre supérieure.

À l'inspiration, prendre l'énergie lunaire aux Sources, l'amener à Mûlâdhâra-chakra, la faire remonter à l'expiration dans le Vaisseau Conception. C'est-à-dire le long d'une ligne médiane située immédiatement sous la peau et montant en avant du corps depuis Mûlâdhâra-chakra jusqu'à la lèvre inférieure.

> *Prendre l'énergie aux Sources* consiste à porter le regard intérieur à l'infini au-dessus de la tête, puis en faisant intervenir les autres sens subtils, à concentrer l'attention dans un espace réduit à l'infini.
>
> Il est nécessaire de s'entraîner progressivement, patiemment, pour découvrir les diverses qualités de l'énergie, lunaire et solaire, ou encore yin et yang.
>
> Il est utile de se faire guider pour ces pratiques, non dangereuses, mais nutiles, si elles sont mal faites.
>
> *L'ambiance des Sources* est obtenue en dirigeant le regard intérieur dans l'espace situé à l'infini au-dessus de la tête, en prenant conscience de l'effet dégagé. Ensuite pratiquer dans cet espace une concentration sur un point qui aura été visualisé à droite solaire, ou à gauche lunaire, ou encore plus petit, central, en dehors de cette dualité – nous l'appellerons alors feu.

> *Important :* se garder d'imaginer.

Assis.

À l'inspiration, prendre l'énergie feu aux Sources, l'amener à Mûlâdhâra-chakra, puis à l'expiration la conduire dans le Vaisseau Conception en montant en avant jusqu'à la lèvre inférieure.

À l'inspiration suivante, continuer depuis la lèvre supérieure et contourner le crâne en en suivant la ligne médiane puis descendre en arrière le long du Vaisseau Gouverneur, jusqu'à Mûlâdhâra-chakra.

À l'expiration, monter en avant le long du Vaisseau Conception.

Continuer ce mouvement à travers le trajet des 2 vaisseaux.

Ajouter ces mûdras :

1°) Le bout de la langue en contact avec la gencive supérieure ;

2°) Les pouce et index de chaque main liés, mais séparés des autres doigts croisés.

Devenir attentif au son naturel, inaudible à l'oreille, produit par la respiration. Ce son produit, d'une manière silencieuse, le mantra SA à l'inspiration, HAM à l'expiration.

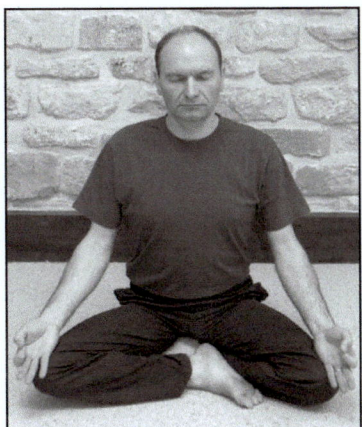 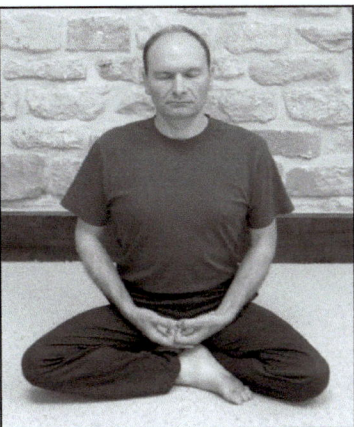

Exercice lunaire

Le 16ᵉ exercice varie suivant la phase lunaire et le moment de l'année. Le changement a lieu à chaque nouvelle lune et chaque pleine lune, ce qui amène à 24 exercices différents.

Cet exercice se pratique dans le cadre de la série. Il peut, en outre, être pratiqué seul aux grands moments de la journée : midi, minuit, et au moment où l'énergie se met en mouvement, le matin et le soir. De préférence au lever du soleil. Dans notre société, ce n'est pas toujours possible. Pratiquer cette série le matin, à jeun, régulièrement est déjà une bonne habitude.

Nous indiquons en regard de chaque exercice des points de repère permettant à chacun de choisir en respectant le moment de l'année.

Deux possibilités de pratique sont possibles :

a) Répéter le mouvement avec le souffle indiqué.

b) En « Kung-fu » : en suspension de souffle poumons vides, pratiquer une contraction isométrique de tout le corps en 3 paliers, quitter cette contraction en 3 paliers pendant l'inspiration. La contraction isométrique commence par les muscles du périnée, puis les sphincters, pour s'étendre à l'ensemble du corps.

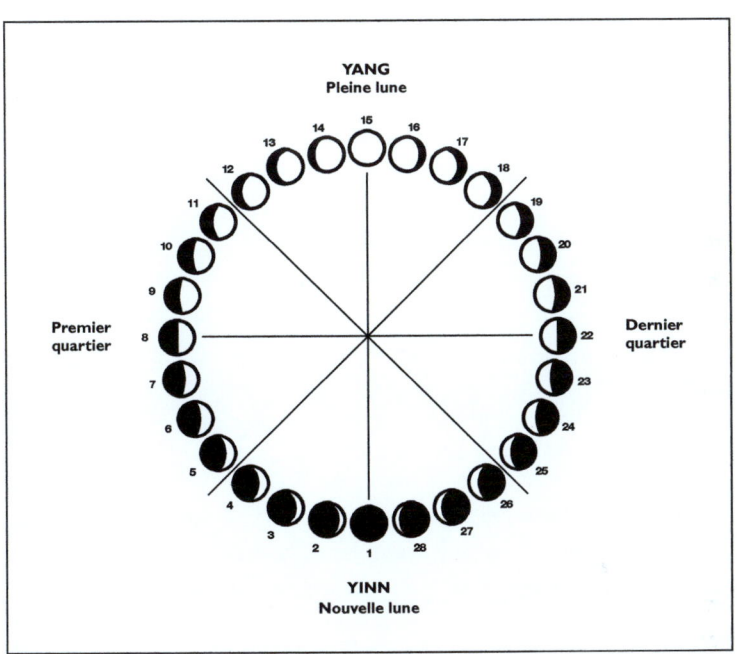

I-24

Se pratique au printemps, début de l'année lunaire,
nouvelle lune de début février.

Ce moment est facile à déterminer à l'aide d'un calendrier.
La nouvelle lune est représentée par un cercle noir, la pleine lune par
un cercle clair. Il suffit, ensuite, en partant de ce point du calendrier,
de progresser de demi-lune en demi-lune.
Il est pratique de noter sur un planning le numéro de l'exercice
qui convient en regard de chacun de ces mouvements lunaires.

Assis.

Les jambes croisées, poser la main droite sur la cuisse gauche. Saisir
le poignet droit à l'aide du pouce et de l'index gauche et exercer une
pression forte à l'aide des 2 mains sur la cuisse.
En même temps, tourner le corps et le visage vers la droite. Changer de
côté et recommencer.

Répéter 3 fois chaque côté en alternant à chaque fois.

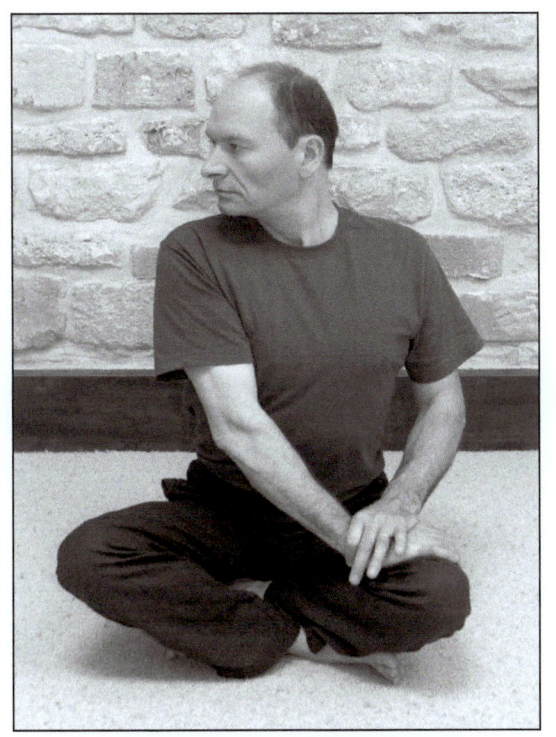

2-24

Se pratique au milieu du premier mois de l'année lunaire,
vers la deuxième quinzaine de février, moment de la pleine lune.

Assis.

Cet exercice est très proche du précédent. La différence réside simplement dans la position de la main qui n'est plus posée sur la cuisse mais sur le genou.

D'autre part, la similitude de ces 2 exercices permet de réajuster la suite des exercices en fonction des positions de la lune dans le calendrier.

Répéter 3 fois de chaque côté en alternant à chaque fois.

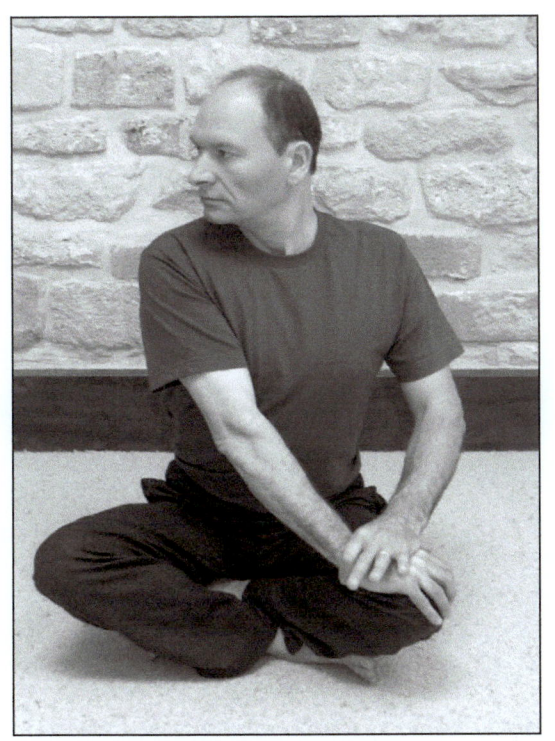

3-24

Se pratique au début du 2ᵉ mois lunaire, début mars.

Assis.

Les coudes fléchis contre le corps, les avant-bras sont en avant.
En inspirant serrer les poings, tirer les coudes en arrière et baisser la tête. Revenir à l'expiration et reprendre.

Répéter 3 fois.

AUTRE PRATIQUE

Serrer les poings, tirer les coudes en arrière et baisser la tête, puis expirer par la bouche en desserrant les poings.

Répéter 3 fois, puis rester en détente les mains posées sur les cuisses.

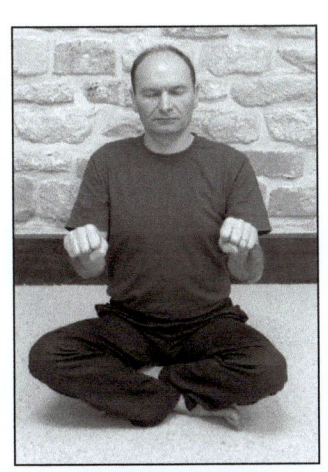

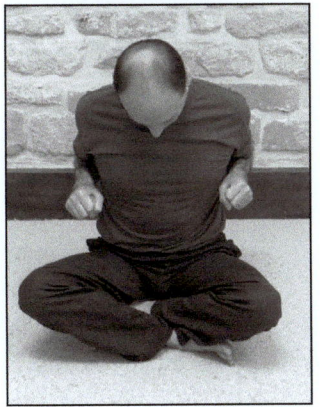

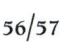

4-24

Se pratique au milieu du 2ᵉ mois lunaire, 2ᵉ moitié de mars,
mois de l'équinoxe.

Assis.

Les mains sont sur la poitrine, la tête est droite.
À l'inspiration tendre et pousser les mains, bras tendus, paumes vers l'avant, tourner les bras vers la gauche, en même temps tourner la tête à droite.
Expirer en fin de mouvement, puis pratiquer une contraction intense de toute la musculature, y compris des mâchoires. Desserrer et revenir à l'inspiration.
Reprendre l'autre côté.

Répéter 3 fois.
Rester en détente, les mains posées sur les cuisses.

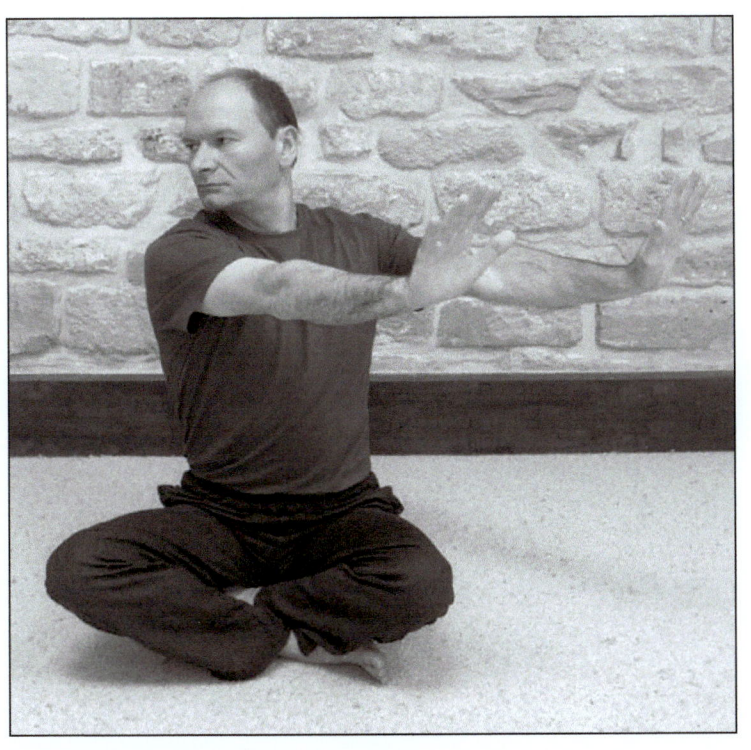

5-24

Se pratique en début du 3ᵉ mois lunaire, début avril.

Assis.

À l'inspiration, étirer le bras gauche parallèle au sol, la paume de la main vers l'avant. Amener la main droite, poing fermé, sur le mamelon droit, en tirant le coude vers l'arrière.

À l'expiration, pratiquer une contraction isométrique globale, commençant par le périnée.

À l'inspiration, détendre en ramenant les bras.

Refaire en inversant.

Répéter 3 fois.

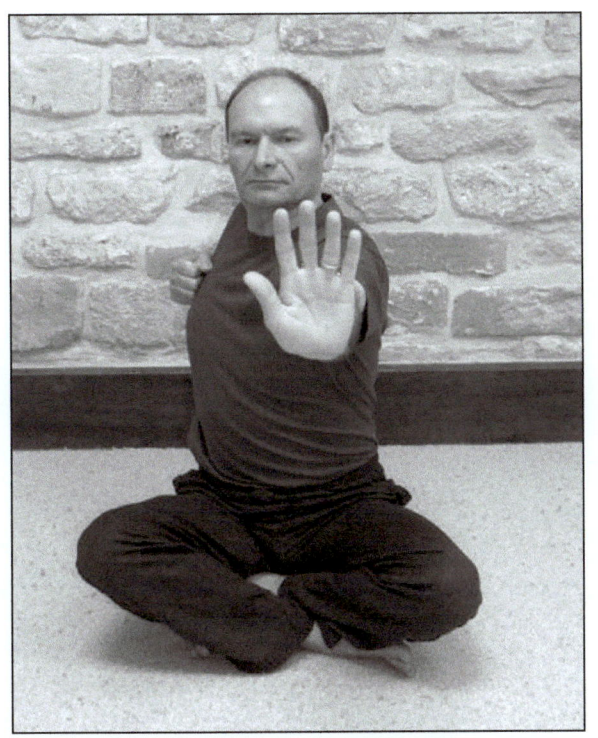

6-24

Se pratique au milieu du 3ᵉ mois lunaire, 2ᵉ moitié du mois d'avril.

Assis.

À l'inspiration, appuyer la main gauche contre le mamelon droit, en même temps lever et étirer le bras droit vers le ciel, la paume dirigée vers le haut comme pour soutenir le ciel.
Ensuite,
Ou a) expirer et revenir.
Ou b) expirer, pratiquer une contraction isométrique, en commençant par les muscles du périnée, etc., desserrer, puis inspirer en revenant.
Refaire en inversant.

Répéter 3 fois.

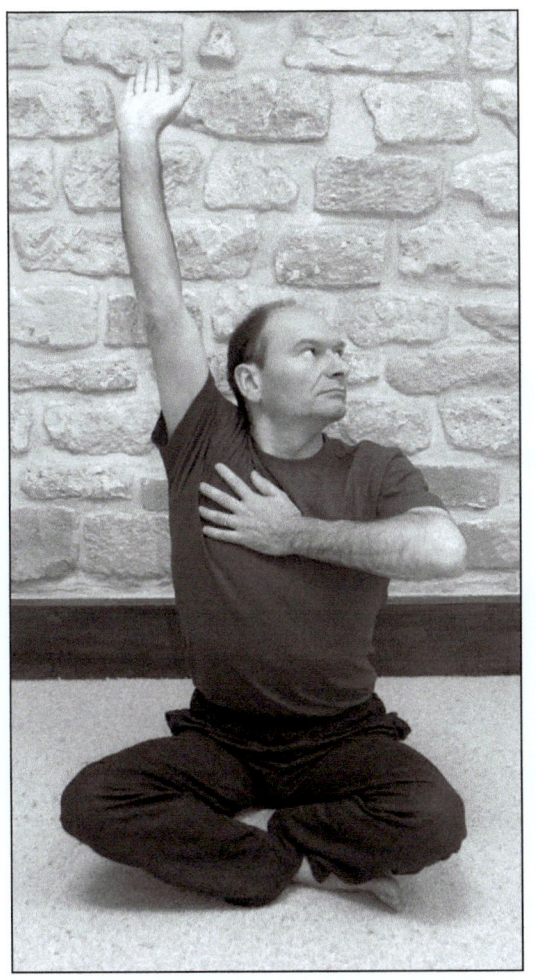

7-24

Se pratique au début du 4ᵉ mois lunaire, début mai, début de l'été.

Assis.

Un genou est levé, serrer les mains contre le genou en le ramenant vers la poitrine, l'autre genou reste au sol.
S'installer à l'expiration,
Puis,
Ou a) revenir à l'inspiration,
Ou b) pratiquer une contraction et revenir à l'inspiration.

Répéter 3 fois.

> Rappel : *En cas d'hypertension ou de fragilité, il faut impérativement pratiquer la contraction isométrique sur un temps vide d'air.*
> *Revenir à l'inspiration, comme indiqué au début de ce chapitre « 16ᵉ mouvement ».*

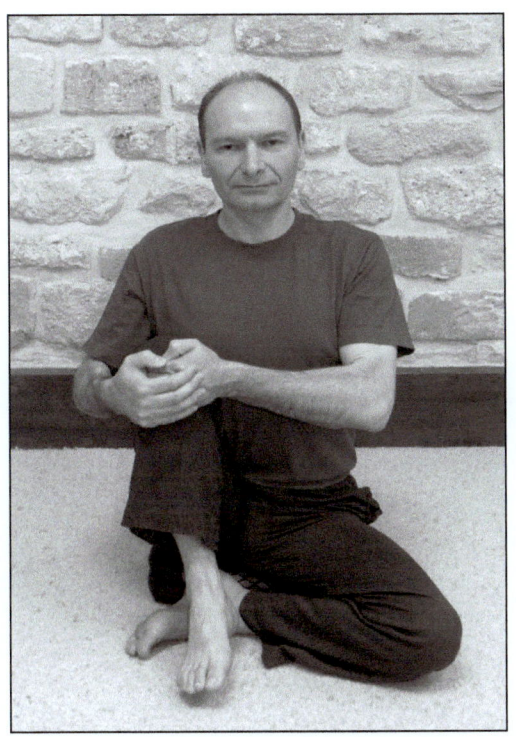

8-24

Se pratique au milieu du 4e mois lunaire, milieu du mois de mai.

Assis.

Une main posée sur le genou, l'autre est vers le ciel, comme pour pousser en sens opposé avec chacune des mains.
Monter sur inspiration.
Expirer en prenant la posture.
Ensuite,
Ou a) revenir à l'inspiration,
Ou b) contracter, poumons vides et revenir sur l'inspiration.
Refaire en inversant.

Répéter 3 fois.

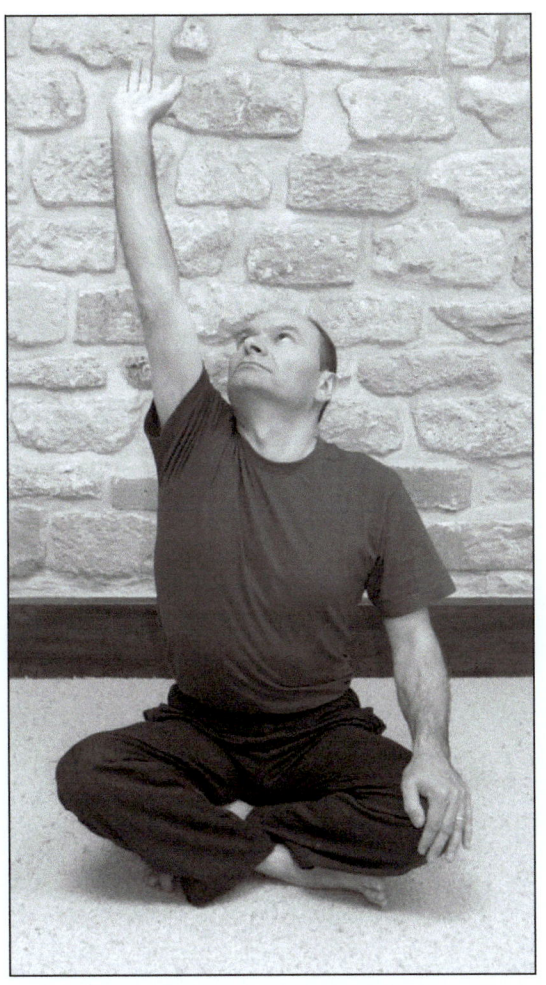

9-24

Se pratique au début du 5ᵉ mois lunaire, début juin.

Classiquement debout (dans les textes anciens se fait assis).

À l'inspiration, lever et étirer les 2 bras vers le haut, au-dessus de la tête, en cambrant le dos. Les yeux regardent les dos des mains.
Pousser fortement vers le ciel.
Expirer.
Au temps vide, pratiquer une contraction isométrique, globale.
Revenir sur l'inspiration.

Répéter 3 fois.

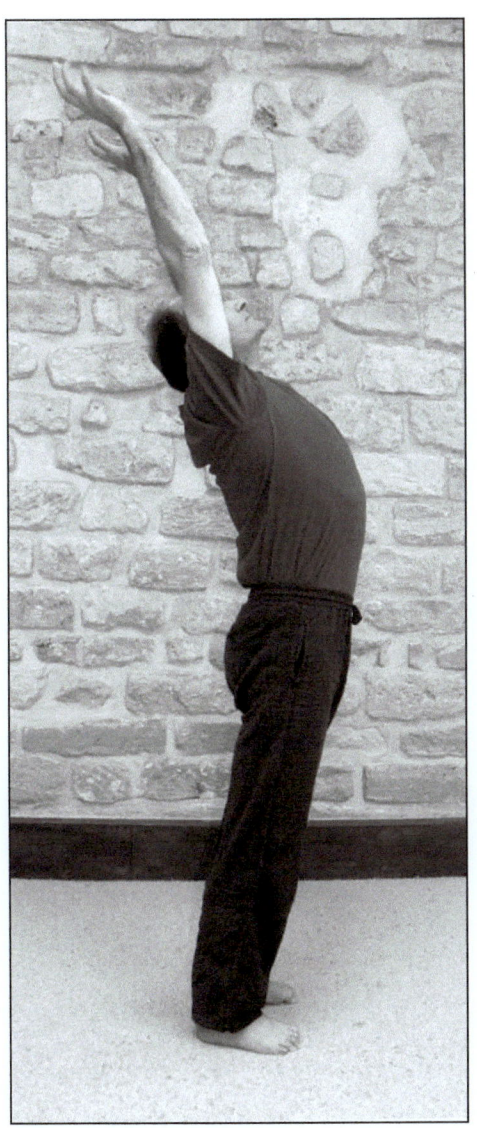

10-24

Se pratique au milieu du 5ᵉ mois lunaire, moitié du mois de juin,
mois du solstice (21 juin).

Assis.

À l'inspiration, prendre le pied avec les 2 mains, le tirer vers soi. Amener le genou contre la poitrine, relever la tête. Les orteils sont à la même hauteur que le menton.

À l'expiration, contracter, et sur le temps vide de souffle, presser le genou sur la poitrine.

Revenir sur l'inspiration.

Refaire en inversant les jambes.

Répéter 3 fois.

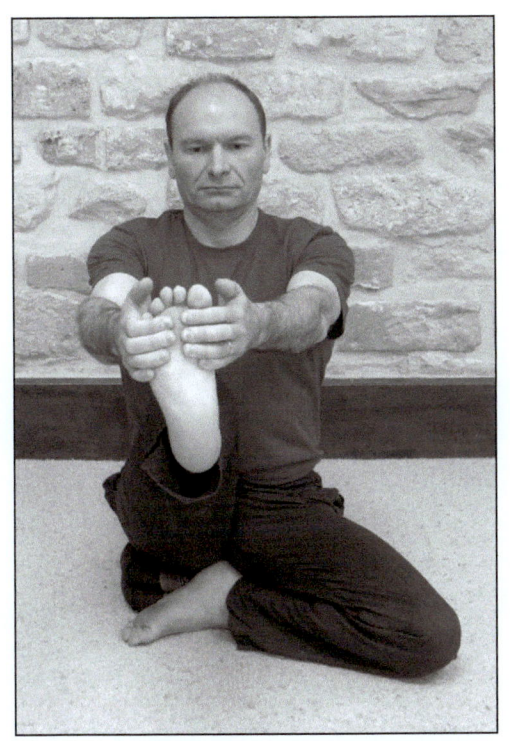

II-24

Se pratique au début du 6ᵉ mois lunaire, début juillet.

Assis sur un talon.

L'autre jambe est tendue, en poussant sur le talon et en redressant les orteils. Les deux mains sont en appui, en arrière.
À l'expiration, tendre avec force.
Sur le temps vide, rester et contracter.
À l'inspiration suivante, relâcher et revenir.
Pratiquer en inversant la position des jambes.

Répéter 3 fois.

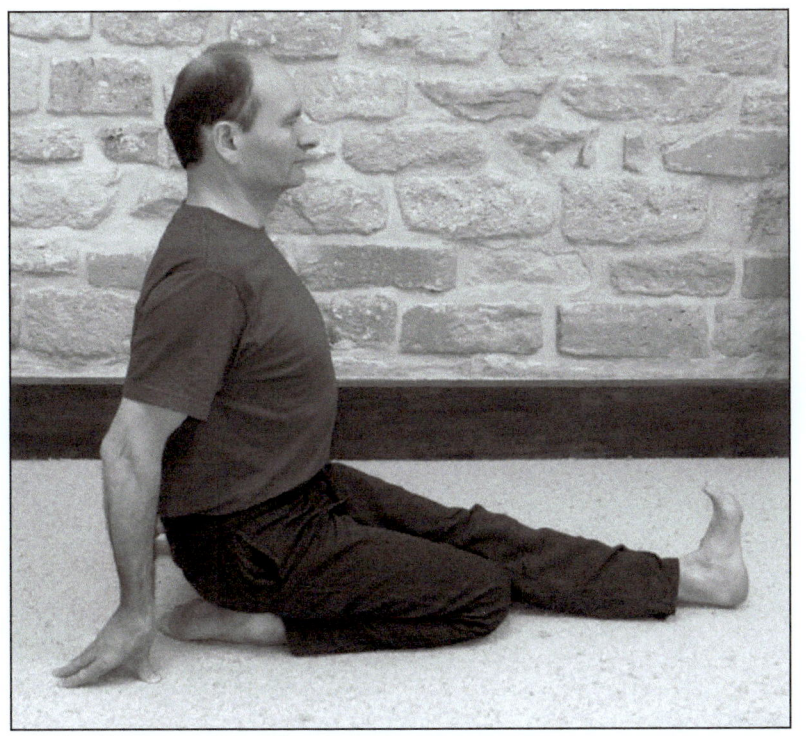

12-24

Se pratique au milieu du 6ᵉ mois lunaire, milieu juillet.

Assis.

Penché en avant, prendre un appui très fort au sol devant soi avec les poings fermés, rentrer la tête dans les épaules.
À l'expiration, tourner la tête vers la droite.
Sur le temps vide, contracter.
À l'inspiration, relâcher et revenir.
Changer de côté.

Répéter 3 fois.

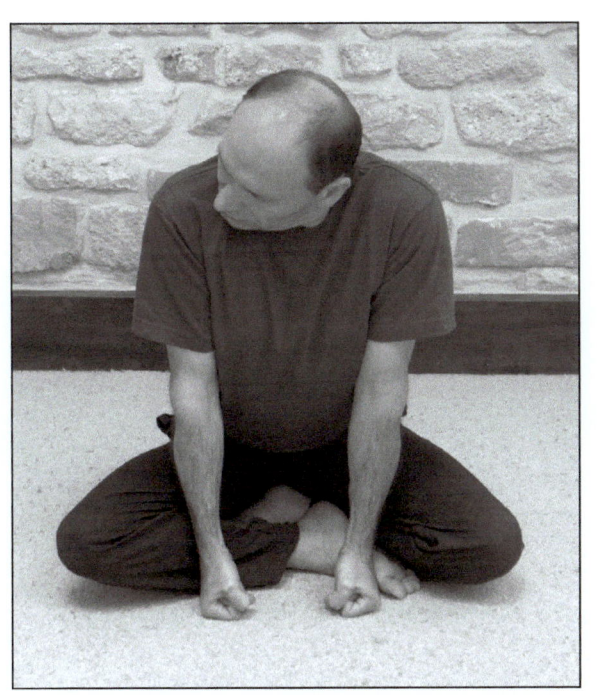

13-24

Se pratique au début du 7ᵉ mois lunaire, début août.

Assis.

Penché en avant, les 2 mains posées au sol devant soi.
À l'expiration, contracter.
Sur le temps de vide, agir comme pour soulever le corps.
À l'inspiration, relâcher et revenir.

Répéter 3 fois.

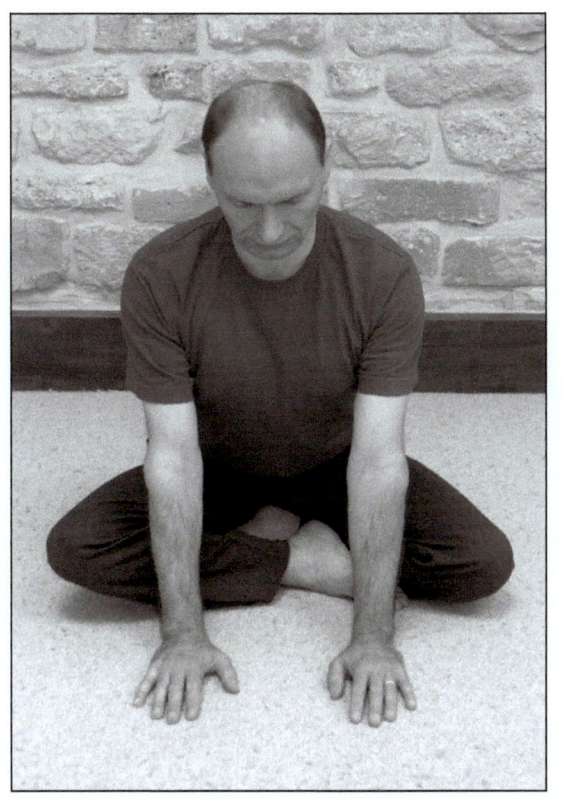

14-24

Se pratique au milieu du 7ᵉ mois lunaire, milieu du mois d'août.
Moment du milieu de l'année lunaire (cinquième saison,
période de la canicule, «fête des petits chiens»).

Assis.

À l'expiration, tourner la tête à droite.
À l'inspiration, ramener la tête au centre.
À l'expiration, tourner à gauche.
À l'inspiration, ramener la tête au centre.
Ensuite redresser la tête, fermer les poings et frapper chaque côté
de la colonne vertébrale en montant et descendant 15 fois.

Répéter 3 fois.

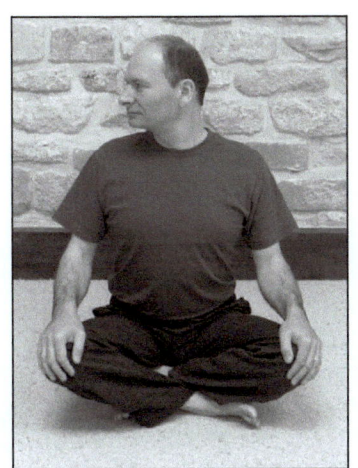

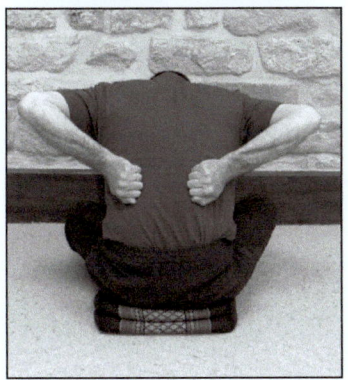

15-24

Se pratique au début du 8ᵉ mois lunaire, début septembre.

Assis.

Prendre chacun des genoux avec les mains, redresser le dos.
À l'inspiration, étirer le cou.
À l'expiration, pencher la tête vers une épaule.
À l'inspiration, remonter la tête.
Expirer.
Refaire vers l'autre épaule.
Ensuite, à l'inspiration étirer le dos et le corps tout en étirant la tête vers l'arrière.

Répéter 3 fois.

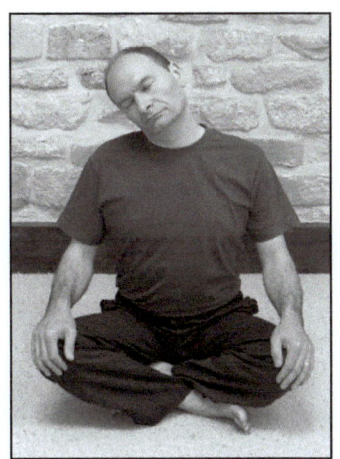

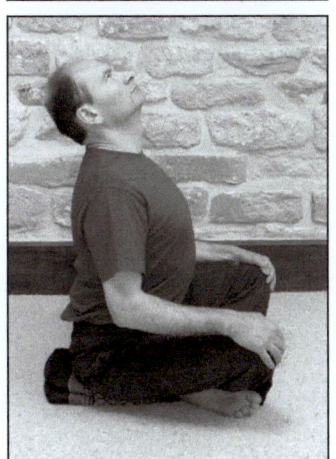

16-24

Se pratique au milieu du 8ᵉ mois lunaire,
milieu du mois de septembre, « équinoxe d'automne ».

Assis.

Les mains sur les oreilles incliner le corps, alternativement à gauche, puis à droite.
À l'expiration, descendre d'un côté.
À l'inspiration, remonter du même côté.

Répéter 3 fois.

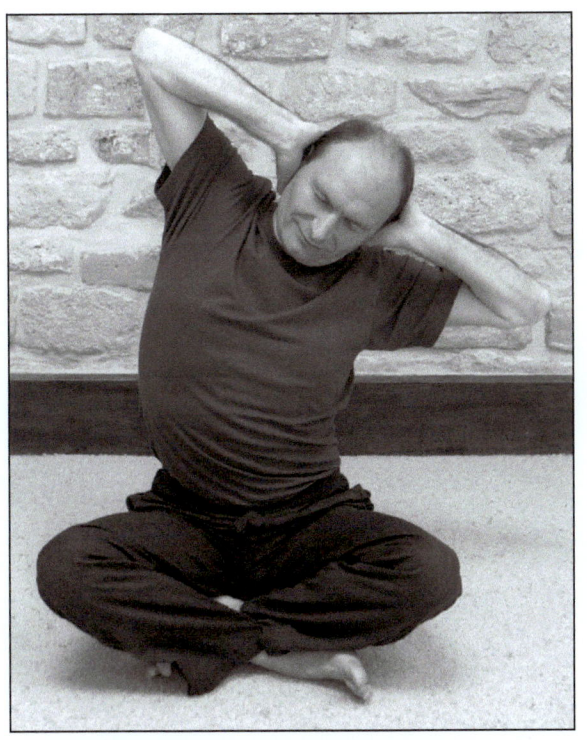

17-24

Se pratique au début du 9ᵉ mois lunaire, début octobre.

Assis.

À l'inspiration, lever les bras, paumes tournées vers le ciel, en tournant la tête à gauche.
À l'expiration, s'installer dans la posture (mains et tête).
Sur le temps vide, contracter.
À l'inspiration, revenir au départ.
Expirer et refaire de l'autre de côté.

Répéter 3 fois.

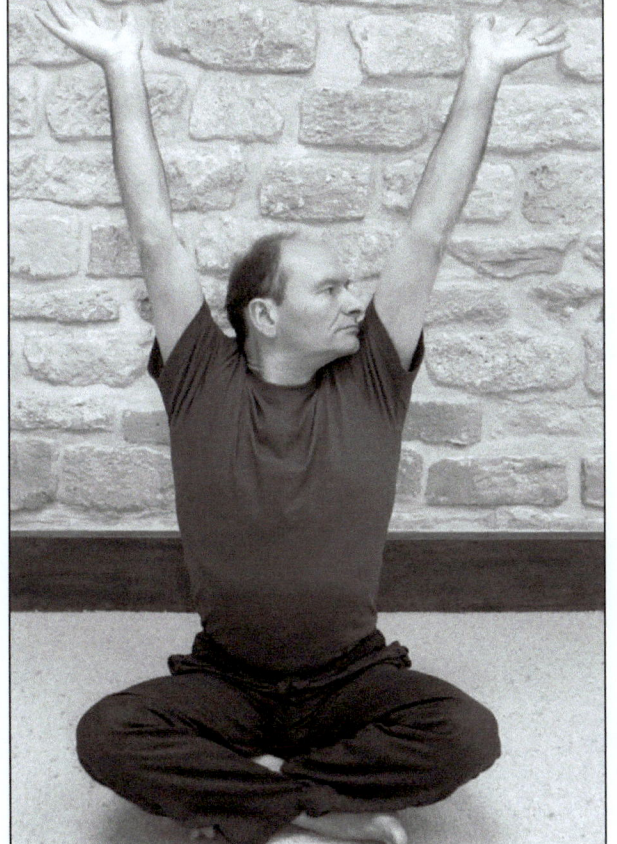

18-24

Se pratique au milieu du 9ᵉ mois lunaire, milieu du mois d'octobre.

Assis.

À l'inspiration, les deux jambes tendues en avant, se pencher pour saisir les pieds avec les mains.

À l'expiration, agir comme pour amener les pieds vers le corps tout en résistant avec les muscles des jambes et en poussant avec les pieds.

Contracter sur l'expiration et le temps vide, puis revenir à l'inspiration. Rappelons que ce temps de contraction n'est pas obligatoire et doit être mis en pratique progressivement.

Répéter 3 fois.

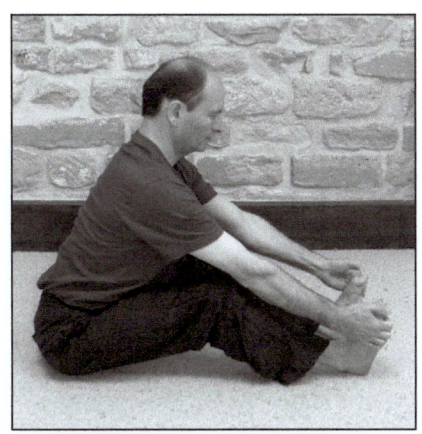

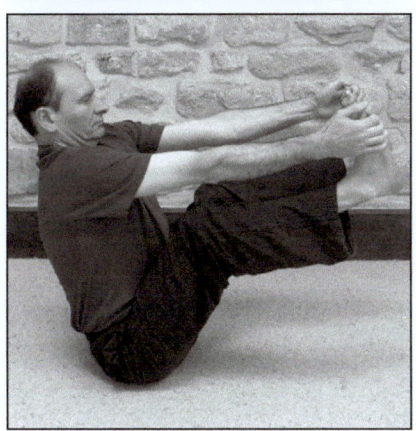

19-24

Se pratique au début du 10ᵉ mois lunaire, début novembre.

Assis.

À l'inspiration, lever les bras tendus en avant, les paumes de mains vers l'avant, en même temps, tourner la tête à gauche.
Expirer et contracter.
Inspirer en décontractant.
À l'expiration, tirer les coudes en arrière, sans bouger les mains, en ramenant la tête.
À l'inspiration, replacer les bras en avant, paumes vers l'avant, en même temps tourner la tête à droite.
Expirer et contracter.
Inspirer en décontractant.
À l'expiration, tirer les coudes en arrière sans bouger les mains, en ramenant la tête.
À l'inspiration, revenir au point de départ.

Répéter 3 fois.

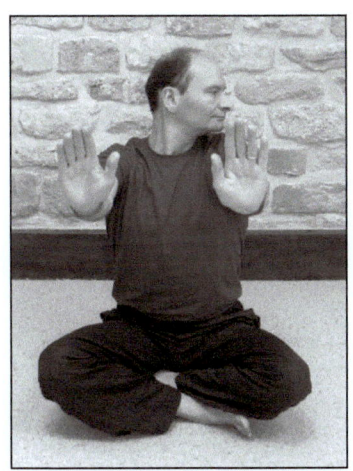

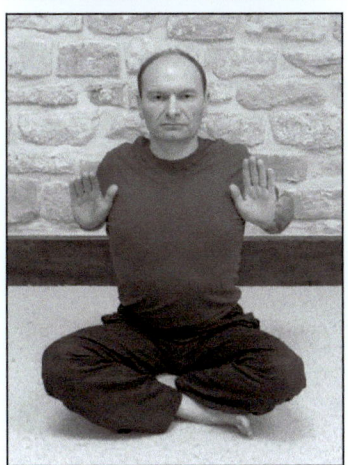

20-24

Se pratique au milieu du 10ᵉ mois lunaire,
milieu du mois de novembre.

Assis.

La main gauche en appui ferme sur le genou gauche tenir le coude gauche avec la main droite et résister.
Expirer et contracter.
Revenir à l'inspiration et inverser la posture.

Répéter 3 fois.

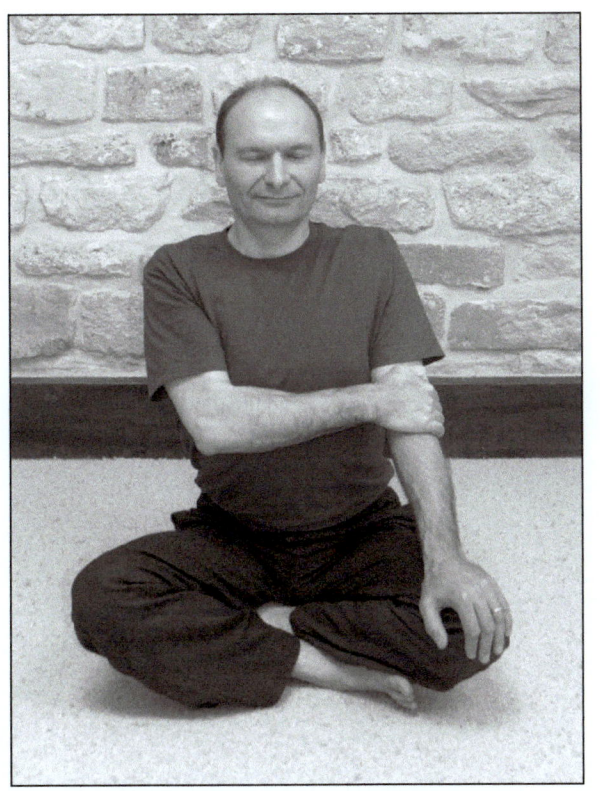

21-24

Se pratique au début du 11ᵉ mois lunaire, début décembre.

Debout.

À l'inspiration, lever les bras écartés à l'horizontale, puis pousser les paumes vers l'extérieur.

En rétention de souffle, lever le genou gauche en avant, le pied redressé.

À l'expiration, abaisser la jambe et frapper le sol du talon.

À l'inspiration suivante, lever le pied droit en extension vers l'arrière, et la fesse.

À l'expiration, abaisser la jambe et frapper le sol du talon.

Refaire la même chose, en inversant les jambes.

Répéter 3 fois.

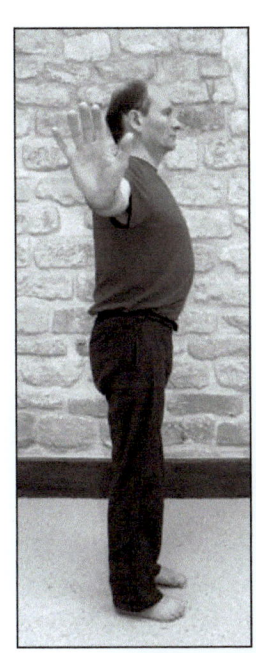
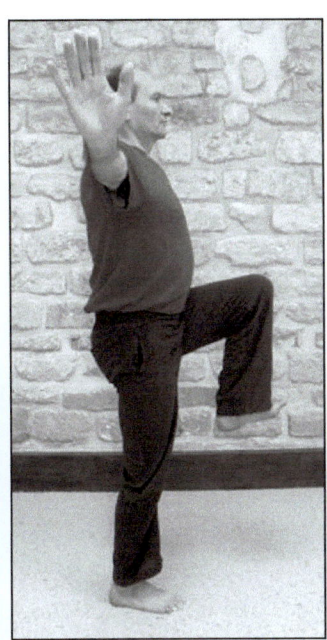

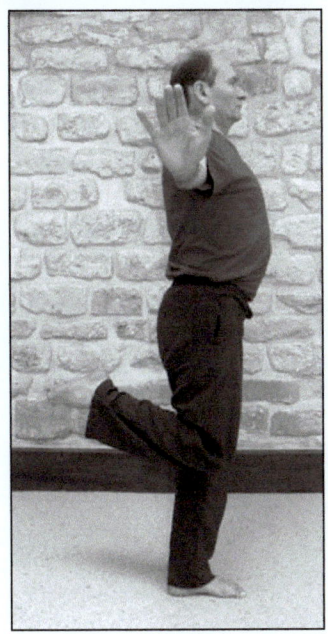

22-24

Se pratique au milieu du 11e mois lunaire,
au milieu du mois de décembre, au « solstice d'hiver »

Assis.

Les deux jambes allongées en avant, les deux mains saisissent les genoux.

À l'expiration, effectuer une pression sur les deux genoux, en serrant et tendant les deux jambes autant que possible. Lever les épaules et rentrer le ventre.

Sur le temps vide, effectuer une contraction isométrique.

À l'inspiration suivante, lever les bras verticalement et redresser en même temps la tête.

À l'expiration, revenir à la position de départ.

Répéter 3 fois.

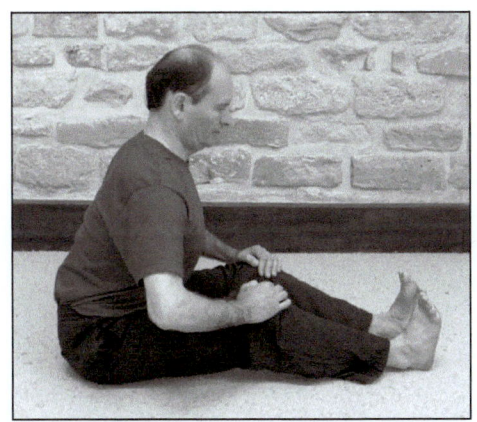

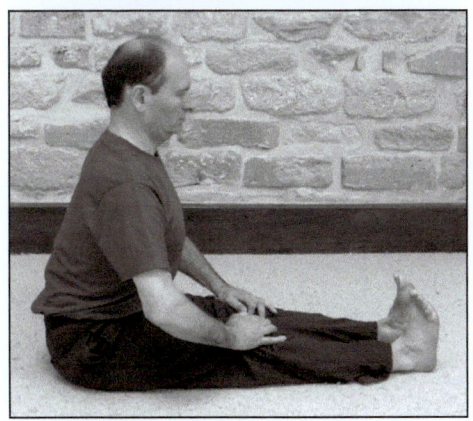

23-24

Se pratique au début du 12ᵉ mois lunaire, début janvier.

Assis.

La main gauche tient le pied gauche,
À l'inspiration, lever la main droite vers le ciel, « comme pour supporter un poids », la tête suit le mouvement, regardant la main.
À l'expiration, installer une contraction isométrique, que l'on prolonge dans la suspension vide.
Revenir à l'inspiration.

Répéter 3 fois.

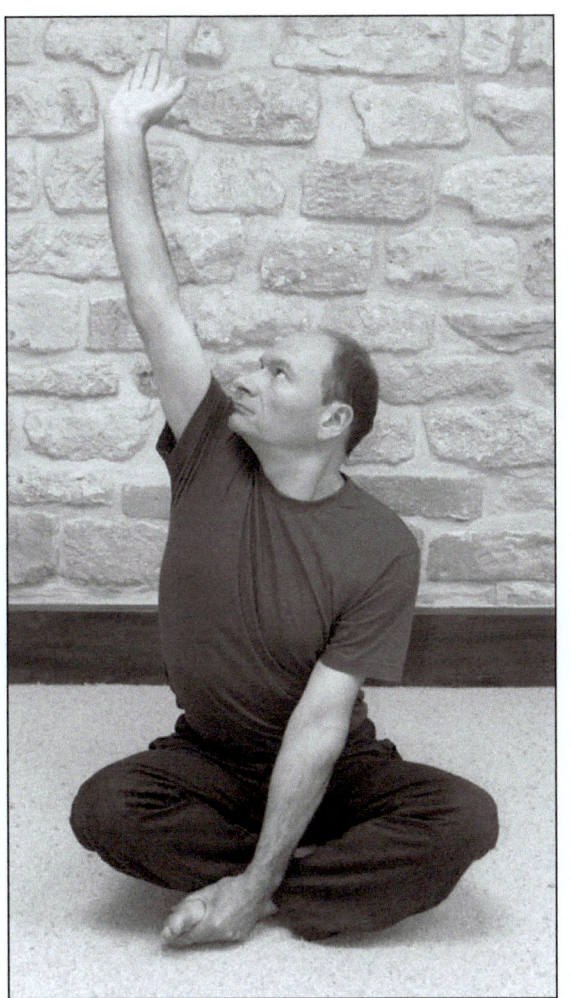

24-24

Se pratique au milieu du 12ᵉ mois lunaire, milieu du mois de janvier.

Assis sur un talon.

S'installer sur le talon droit placé contre l'anus, la jambe gauche tendue vers l'avant, pied redressé, les deux mains prennent appui en arrière, bras tendus.

À l'inspiration, pousser la jambe gauche en avant, lever la tête ; le bassin se décolle du talon, le ventre s'élève.

À l'expiration, pousser sur le talon du pied gauche, et effectuer une contraction isométrique.

À l'inspiration, relâcher.

Reprendre en inversant la position des jambes (assis sur le talon gauche, jambe droite tendue, etc.).

Répéter 3 fois.

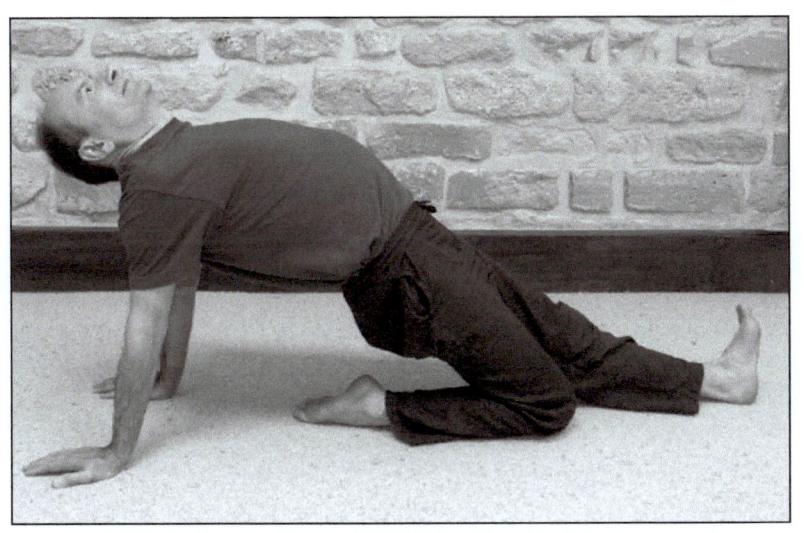

Stimuler les 5 énergies

Assis.

Dans cette façon de travailler sur l'énergie, nous appellerons :
- *Puraka, une inspiration très fine comme pour humer un parfum ;*
- *Kumbhāka intérieur, une suspension de souffle poumons pleins, naturelle, confortable, suspension de souffle différente d'une apnée ;*
- *Et Rechaka, une expiration longue, fine, douce.*

Avec un puraka, prendre l'énergie non différenciée aux Sources.
Depuis les Sources, passer au travers Sahasrâra-chakra, centre d'énergie situé au sommet de la tête, et descendre jusqu'à Svâdhisthâna-chakra, centre d'énergie situé dans le bas ventre, tout en effectuant les mûdras d'inspiration *(poings fermés, pouces en-dedans)*.
Pendant le kumbhāka intérieur garder la pensée sur Svâdhisthâna-chakra, tout en faisant les trois bandhas, puis qualifier l'énergie en évoquant la couleur comme indiquée plus loin.
Sur le rechaka disperser l'énergie, depuis Svâdhisthâna-chakra, dans l'espace abdominal, puis dans toute l'ambiance interne. Tout en défaisant les bandhas et les mûdras.

> *Les bandhas sont des fermetures :*
> *1°) une contraction mesurée des muscles du périnée ;*
> *2°) un retrait du ventre avec contraction des muscles de l'abdomen ;*
> *3°) une fermeture du haut du thorax par un retrait du menton.*

Répéter 3 à 18 fois.

> Il vaut mieux « une seule fois » bien faite,
> que 18 fois sans être
> totalement dans le lâcher-prise.

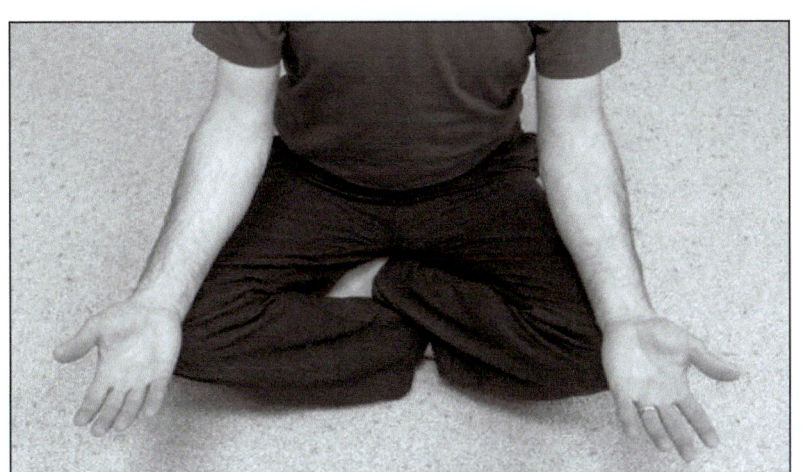

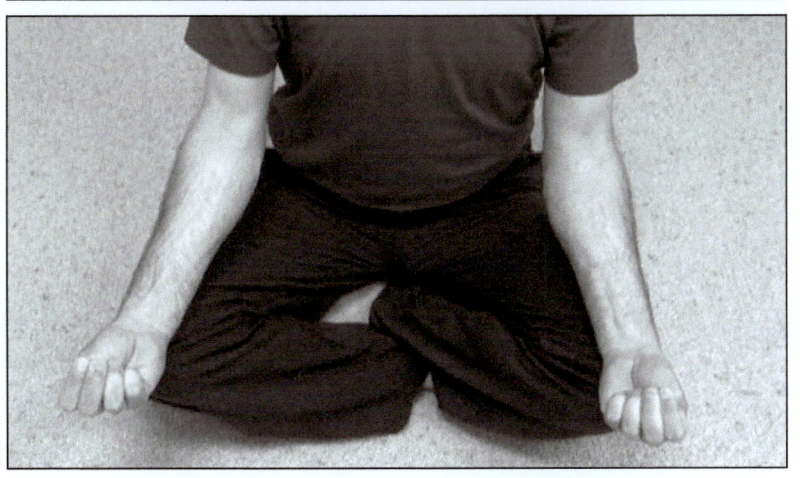

Stimuler les 5 énergies

1. l'énergie bois du printemps
(Énergie du foie et de la vésicule biliaire)

Assis.

Pratiquer comme indiqué page 100.

1°) Puruka, prendre l'énergie non différenciée dans l'ambiance des Sources, l'amener jusqu'à Svâdhishtâna-chakra.
Pendant le kumbhaka intérieur, laisser se mettre en place les bandhas, visualiser une couleur bleu-vert et laisser cette énergie remonter vers la zone du foie pour brûler, nettoyer son énergie.
Rechaka, défaire les mudrâs, et les bandhas. Toutes les impuretés s'éliminent avec le souffle.

Pratiquer 3 à 7 fois.

2°) Puraka comme ci-dessus et rechaka en diffusant cette énergie qualifiée bleu vert, dans l'abdomen et toute l'ambiance interne.

Pratiquer 3 à 7 fois.

Pour une pratique plus précise avec les couleurs, voir nos ouvrages cités en bibliographie.

2. l'énergie feu de l'été
(Énergie du cœur et de l'intestin grêle)

Assis.

1°) Puruka comme précédemment.
Pendant le kumbhaka intérieur, visualiser une couleur rouge et laisser cette énergie se diriger vers la zone du cœur pour brûler, nettoyer son énergie.
Rechaka, défaire les mudrâs et les bandhas. Toutes les impuretés s'éliminent avec le souffle.

Pratiquer 3 à 7 fois.

2°) Puraka comme ci-dessus et rechaka en diffusant cette énergie qualifiée rouge, dans l'abdomen et toute l'ambiance interne.

Pratiquer 3 à 7 fois.

Stimuler les 5 énergies

3. l'énergie terre du milieu de l'année
(Énergie de la rate, de l'estomac et du pancréas)

1°) Puruka, reprendre comme précédemment.

Pendant le kumbhaka intérieur, visualiser une couleur jaune et laisser ce feu de la terre se diriger vers l'estomac pour brûler et nettoyer son énergie.

Rechaka, défaire les mudrãs, et les bandhas. Toutes les impuretés s'éliminent avec le souffle.

Pratiquer 3 à 7 fois.

2°) Puraka comme ci-dessus et rechaka en diffusant cette énergie qualifiée jaune, dans l'abdomen et toute l'ambiance interne.

Pratiquer 3 à 7 fois.

> REMARQUE
>
> *La place centrale de l'énergie « Terre » permet d'utiliser cette stimulation au milieu de l'année, c'est-à-dire pour nous fin août, début septembre, mais également tout au long de l'année en complément de l'un des 4 exercices décrits ici.*

4. l'énergie métal de l'automne
(Énergie des poumons et du gros intestin)

1°) Reprendre suivant le même principe que précédemment en visualisant une couleur bleutée pendant le kumbhaka intérieur. Laisser ce feu se diriger vers les poumons pour brûler et nettoyer leurs énergies.

Rechaka, défaire les mudrâs, et les bandhas. Toutes les impuretés s'éliminent avec le souffle.

Pratiquer 3 à 7 fois.

2°) Puraka comme ci-dessus et rechaka en diffusant cette énergie qualifiée bleutée, dans l'abdomen et toute l'ambiance interne.

Pratiquer 3 à 7 fois.

5. l'énergie eau de l'hiver
(Énergie des reins et de la vessie)

1°) Pratiquer comme précédemment.
Durant le kumbhaka intérieur, visualiser soit la couleur incolore de l'eau, soit un bleu assez foncé, presque bleu nuit. Laisser ce feu se diriger vers la région des reins pour brûler et nettoyer leur énergie.

Rechaka, défaire les mudrâs, et les bandhas. Toutes les impuretés s'éliminent avec le souffle.

Pratiquer 3 à 7 fois.

2°) Puraka comme ci-dessus, et rechaka en diffusant cette énergie, qualifiée bleu nuit, dans l'abdomen et toute l'ambiance interne.

Pratiquer 3 à 7 fois.

L'énergie du souffle

Méditation

Assis.

> Se recentrer dans l'ambiance interne, depuis le bassin jusqu'à la tête. Prendre conscience du souffle à l'entrée du nez.
Prendre conscience du Point Source.

Le Point Source est un point virtuel, sans localisation anatomique précise, que l'on découvre vers le centre de la boule crânienne, à l'intersection de trois lignes, l'une reliant les deux os temporaux, une autre verticale à l'aplomb du sommet du crâne, la troisième horizontale perpendiculaire au milieu du front.

> À l'inspiration, déplacer la pensée depuis mūlādhāra-chakra, passant par sahasrāra-chakra, jusque vers les Sources. Descendre en sens inverse à l'expiration. Répéter plusieurs fois, sans se laisser impressionner par une notion de durée.

> Différencier les hémicorps : droit, gauche, avant, arrière. Faire circuler la pensée dans ces différentes zones plusieurs fois, de la même façon que ci-dessus.

> Après un moment stabiliser le regard intérieur dans l'ensemble de l'ambiance interne. Rester dans un état de calme et d'attention appelé « tatraka ».

> Recentrer à nouveau sur mūlādhāra-chakra, sahasrāra-chakra, et les Sources.

> Puis amener le regard intérieur au milieu de la poitrine, lieu de Anāhata-chakra. Lâcher prise dans le rayonnement de ce centre, visualiser sa couleur bleutée, vivre son ambiance.

> Porter l'attention dans le bas ventre, à Svâdhisthâna-chakra. Rester un moment, laisser le souffle descendre dans cette région du corps.
> Avant de quitter la posture, pratiquer des expirations de plus en plus profondes, en rentrant le ventre.
> Terminer par la respiration purifiante du quatrième exercice.

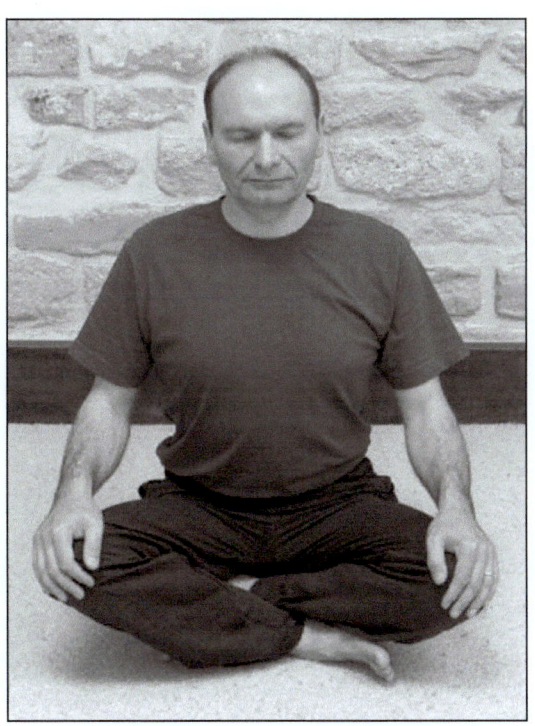

BIBLIOGRAPHIE

– Introduction à la pensée chinoise,
Nicolas Zufferey - Éd. Marabout, 2008.
– L'homme et ses symboles en médecine chinoise,
Jean-Marc Kespi - Éd. Albin Michel, 2002.
– Le Temple Secret du Dalaï Lama,
Ian Baker et Thomas Laird -
Éd. de la Martinière, 2000.
– Chi-Kung, Roland Habersetzer -
Éd. Amphora, 1999.
– La chronobiologie chinoise, André Faubert -
Éd. Albin Michel, 1995.
– Traité d'alchimie et de physiologie Taoïste,
Zao Bichen - Éd. Les Deux Océans, 1989.
– Les exercices secrets des moines Taoïstes,
Kim Tawn - Éd. Trédaniel, 1979.
– Traité didactique d'acupuncture traditionnelle,
André Faubert - Éd. Trédaniel, 1977.
– Soins et techniques du corps en Chine,
au Japon et en Inde, Pierre Huard, Ming Wong -
Éd. Berg International, 1971.
– Le Taoïsme et les religions chinoises,
Henri Maspero - Éd. Gallimard, 1971.
– Pour comprendre le Yoga et les lois
brahmaniques, Drs André de Sambucy
et Jean-Jacques Laubry - Éd. Dangles, 1964.
– Nouveau traitement du rhumatisme,
Drs André de Sambucy et Jean-Jacques Laubry -
Éd. Dangles, 1960.

Roger Clerc

– Manuel de Yoga - *La Pratique du Yoga
de l'Énergie* - Éd. Courrier du Livre, 1998.

– L'Enseignement du Yoga de l'Énergie, 3e degré,
L'anatomie subtile du mécanisme psychique -
Éd. Courrier du Livre, collection l'Homme
Profond, 1996.

– La Respiration - *Contrôle du souffle et manières
de respirer* - Éd. Courrier du Livre, 1995.

Marie-Jeanne et Jean-Pierre Laffez

– L'Énergie des couleurs - *Des couleurs
fondamentales à l'arc-en-ciel et aux mandalas* -
Éd. Cariscript, 2007.

– Les premiers pas vers un Yoga au quotidien,
du stress à la joie de vivre - Éd. Cariscript, 2000.

– Vocabulaire du Yoga de l'Énergie, avec la
participation de É.-Cl. Thiercelin, R. Chaloin,
B. Tatzky - Éd. Shanti, C.Y.O, 1998.

– Du mal de dos à la posture de yoga -
Éd. Cariscript, 1996.

– De la couleur à la lumière. De la lumière
à l'Énergie. *18 fiches d'entraînement à évoquer les
couleurs dans une pratique du Yoga de l'Énergie* -
Éd. Cariscript, 1992.

– Du stress à la joie de vivre avec le Yoga -
Éd. Cariscript, 1991 (épuisé).